Koffi Edem Djadou
Komlan Sadzo-Hétsu
William Afia

Obésité en milieu scolaire à Lomé au Togo

Koffi Edem Djadou
Komlan Sadzo-Hétsu
William Afia

Obésité en milieu scolaire à Lomé au Togo

Éditions universitaires européennes

Impressum / Mentions légales

Bibliografische Information der Deutschen Nationalbibliothek: Die Deutsche Nationalbibliothek verzeichnet diese Publikation in der Deutschen Nationalbibliografie; detaillierte bibliografische Daten sind im Internet über http://dnb.d-nb.de abrufbar.

Alle in diesem Buch genannten Marken und Produktnamen unterliegen warenzeichen-, marken- oder patentrechtlichem Schutz bzw. sind Warenzeichen oder eingetragene Warenzeichen der jeweiligen Inhaber. Die Wiedergabe von Marken, Produktnamen, Gebrauchsnamen, Handelsnamen, Warenbezeichnungen u.s.w. in diesem Werk berechtigt auch ohne besondere Kennzeichnung nicht zu der Annahme, dass solche Namen im Sinne der Warenzeichen- und Markenschutzgesetzgebung als frei zu betrachten wären und daher von jedermann benutzt werden dürften.

Information bibliographique publiée par la Deutsche Nationalbibliothek: La Deutsche Nationalbibliothek inscrit cette publication à la Deutsche Nationalbibliografie; des données bibliographiques détaillées sont disponibles sur internet à l'adresse http://dnb.d-nb.de.

Toutes marques et noms de produits mentionnés dans ce livre demeurent sous la protection des marques, des marques déposées et des brevets, et sont des marques ou des marques déposées de leurs détenteurs respectifs. L'utilisation des marques, noms de produits, noms communs, noms commerciaux, descriptions de produits, etc, même sans qu'ils soient mentionnés de façon particulière dans ce livre ne signifie en aucune façon que ces noms peuvent être utilisés sans restriction à l'égard de la législation pour la protection des marques et des marques déposées et pourraient donc être utilisés par quiconque.

Coverbild / Photo de couverture: www.ingimage.com

Verlag / Editeur:
Éditions universitaires européennes
ist ein Imprint der / est une marque déposée de
OmniScriptum GmbH & Co. KG
Heinrich-Böcking-Str. 6-8, 66121 Saarbrücken, Deutschland / Allemagne
Email: info@editions-ue.com

Herstellung: siehe letzte Seite /
Impression: voir la dernière page
ISBN: 978-3-8416-6728-1

Obésité en milieu scolaire à Lomé (Togo)

KE Djadou[1], K Sadzo-Hetsu[2], KD Afia[1].

    1- Département de pédiatrie, Université de Lomé

    2- Ministère de la santé, Lomé

Table des matières   Pages

Liste des Tableaux ....Pages

Liste des Figures..**Pages**

INTRODUCTION :

Le surpoids et l'obésité constituent un problème majeur de santé publique en raison de leur retentissement potentiel sur la santé et de leur fréquence croissante. Le surpoids est un déterminant important de la santé qui expose les personnes concernées à de nombreuses pathologies cardiovasculaires, métaboliques, articulaires, vésiculaires et cancéreuses, ainsi qu'à une augmentation de la mortalité. L'obésité chez les enfants présente en outre un risque important de persistance à l'âge adulte. Les enfants obèses deviennent des adultes obèses dans des proportions qui varient selon les études de 20 à 50 % si l'obésité était présente avant la puberté, et de 50 à 70 % après. Les études menées en France sur l'obésité par la Sofres, l'Institut Roche et l'Inserm dans la population des 15 ans et plus (enquêtes ObÉpi) confirment l'évolution rapide, de 8,2 % en 1997 à 9,6 % en 2000 et 11,3 % en 2003 [1]. En Israël, Gross et al ont décrit en 2009, une augmentation sensible de l'obésité chez les garçons âgés de 17 ans de 1,2% en 1967 à 3,8% en 2003 et donnait comme explication la diminution du niveau socio-économique [2]

Les pays en développement ne sont pas épargnés. Une progression sensible et rapide de la fréquence de l'obésité est également confirmée pour de nombreux pays en développement bien que l'obésité soit, en général, associée à l'abondance et considérée comme l'apanage des sociétés industrialisées riches [3]. Cette progression de la fréquence s'observe non seulement chez les adultes mais aussi chez les jeunes enfants. L'indice de masse corporelle (IMC), en anglais appelé Body Mass Indice (BMI) : se calcule en divisant le poids en kilogramme (Kg) par le carré de la taille exprimé en mètre (m^2). Pour l'OMS, il s'agit de l'outil le plus utile pour mesurer le risque de maladie associé à l'excès de poids. Les marges, de 20 à 25 signifie que l'individu a un poids normal; de 25 à 29,9 signifie que l'individu est en surpoids; supérieur ou égal à 30 signifie que l'individu est obèse.

Au Togo, aucune étude n'est réalisée sur la prévalence de l'obésité. C'est dans le souci de combler ce vide que nous entreprenons ce travail sur la prévalence en milieu scolaire, en vue d'identifier les sujets à risque.

Pour atteindre ces objectifs, nous avons adopté le plan suivant :

   I. Généralités

  II. Patients et Méthode

 III. Résultats

 IV. Discussion

  V. Conclusion et Suggestions

 VI. Références

I-GENERALITES

1.1 - QUELQUES DONNEES SUR L'OBESITE

- Dans le monde, 1,6 milliards d'adultes ont un excès de poids et au moins 400 millions d'entre eux sont obèses . Une vaste étude internationale datée de fin 2007 portant sur plus de 168.00 patients de 63 pays montre que 24 % des hommes et 27% des femmes sont actuellement obèses [3].

- Aux Etats-Unis : 34% des américains sont obèses. L'obésité touche davantage les minorités : plus d'une femme noire sur deux est obèse (53% des 40-59 ans), de même pour les Hispaniques (51%) tandis que les femmes blanches sont obèses à 39% [3].

- En France : environ 33% (20 millions de personnes) des français seraient en surpoids (avec toutefois de forte disparité Nord-Sud) et environ 10% (6 millions de personnes) des français seraient obèses selon des chiffres de 2006 [4].

- Au Canada : 36% des canadiens sont obèses [3].

- En Suisse : environs 30% des suisses seraient en surpoids et environs 8% des suisses seraient obèses selon des chiffres de 2006 [3]

1-2   DEFINITIONS

Le surpoids et l'obésité sont en général la conséquence d'un apport trop important de calories dont le corps ne peut pas brûler [3].

L'obésité résulte d'une accumulation progressive de graisses, ou de tissus adipeux, sous la peau et entre les viscères. Il s'agit d'un excès de masse grasse qui peut entrainer des problèmes de santé à court et à long terme. L'obésité peut hypothéquer la santé de manière considérable. Certains experts confirment qu'elle est comparable, pour l'organisme, à un vieillissement approximatif de 20 ans. On distingue l'obésité de l'embonpoint, qui est aussi une surcharge pondérale, mais moins importante [3].

On distingue dans un premier stade le surpoids puis lors d'une prise de poids plus importante on parle d'obésité [3].

1-3   LES CAUSES DE L'OBESITE

Les causes de l'obésité peuvent être multiples :

> Environnement obésogène [3] :

- Accessibilité aux aliments riches en gras, en sel et en sucre ; par exemple aliments riche en boisson sucrées (sodas), aliment de faste-foot (hamburger), en pâtisseries ou encore en alcool.

Trop de grignotage (sans respecter l'heure des repas habituels).

- Mode de vie sédentaire et stressant:

La sédentarité (manque d'activité physique) semble déséquilibrer fortement la balance énergétique. En effet, une personne prend du poids lorsqu'elle absorbe plus d'énergie à travers son alimentation qu'elle n'en dépense. L'excès d'énergie est alors stocké sous forme de lipides dans le tissu adipeux : la masse graisseuse augmente. Des études ont également montrée que le temps passé devant la télévision pourrait être un facteur prédictif d'une obésité ultérieure.

Le stresse est un état qui peut favoriser la prise de poids, ce processus est lié aux hormones libérées par le stress (cortisol, adrénaline) qui peuvent influencer sur divers processus de la prise de poids comme l'envie de manger.

> Les facteurs génétiques (héréditaires) :

Même si de nombreuses incertitudes demeurent sur la part de l'hérédité dans la survenue de l'obésité, elle serait de 50 à 80%. Plusieurs gènes sont vraisemblablement impliqués. Mais aujourd'hui, seules les mutations de MC4R, retrouvées chez 2 à 5% des enfants obèses, ont été identifiées dans le cas d'une prédisposition à l'obésité dite « commune ». Par ailleurs les modalités d'interaction des facteurs génétiques avec différents facteurs de l'environnement (notamment la nutrition) ne sont pas encore élucidées. Ces facteurs seraient responsables d'un mauvais métabolisme des graisses ou des sucres.

➢ Autres facteurs de risques [3]:

- Des nuits trop courtes : moins de quatre heures de sommeil. Cet état pourrait favoriser certains agents actifs dans le cerveau qui stimulerait l'appétit ou du moins n'empêcherait pas la satiété (sentiment d'avoir plus faim), d'où une prise de poids plus marquée chez ces petits dormeurs.

- Les personnes aux prises avec la boulimie

- Les grossesses peuvent contribuer à un gain de poids, de même la maternité

- L'hypothyroïdie, la maladie de cushing, une tumeur de l'hypothalamus

- La prise de certains médicaments sur le long terme (plusieurs mois) comme des antidépresseurs, des antihistaminiques exerçant également un effet somnifère (par exemple à base de diphenidramine), des corticoïdes (par exemple la prédnisone), des progestatifs, la pilule,

- Les personnes qui avaient un surpoids durant l'enfance ou l'adolescence

- Dans les pays industrialisés [3] :

* Le coût des produits alimentaires de base a considérablement diminué au cours des 25 dernières années.

* Aux Etats-Unis, un des pays les plus touchés par l'épidémie d'obésité, les prix ont diminué de 10% pour les matières grasses, 50% pour les sucres et sucreries, et 34% pour les boissons gazeuses.

* En revanche, le prix des fruits et légumes frais a augmenté de 50% au cours des 25 dernières années.

* A l'inverse, les tailles des aliments proposés par les services de restauration rapide et celles des produits de consommation courante ont considérablement augmenté.

* En conséquence, aux Etats-Unis, la consommation de calories par personne a augmenté entre 1985 et 2000 de 300 calories par jour. En revanche, de 1910 à 1985, force est de constater qu'il n'y a aucune augmentation du montant de l'apport de nourriture. Cet élément suffit à alarmer les politiques de santé publique sur la croissance de l'épidémie de l'obésité.

* En outre, les activités physiques ont diminué de façon spectaculaire. Le montant de l'activité physique réactive est réduit, non seulement dans les domaines sociaux, mais aussi dans les écoles. Au cours des périodes difficiles économiquement, les programmes d'évacuation physique sont parmi les premiers à être annulé par les écoles, en réponse à la crise budgétaire.

1-4   DIAGNOSTIC DE L'OBESITE [3]

1) On ne peut se fier uniquement au poids d'une personne pour déterminer si elle est obèse ou si elle fait de l'embonpoint. Différentes mesures sont utilisées pour fournir des renseignements complémentaires et pour évaluer l'impact de l'obésité sur la santé.

L'indice de masse corporelle (IMC), en anglais appelé Body Mass Indice (BMI) : les médecins l'utilisent pour mesurer l'excès de poids chez une personne. Cet indice se calcule en divisant le poids (Kg) par la taille au carré (m^2).

IMC = Poids (Kg) / Taille ^{2} (en m^2)

Pour l'OMS il s'agit de l'outil le plus utile pour mesurer le risque de maladie associé à l'excès de poids chez les adultes.

Les marges :

IMC : de 20 à 25 : l'individu à un poids normal

IMC de 25 à 30 : l'individu est en surpoids.

IMC > 30 : l'individu obèse.

Tableau I : Diagnostic à partir de l'IMC.

IMC	Diagnostic
18,5-24,9	Poids normal ou l'embonpoint
25-29,9	Surpoids ou excès de poids
≥30	Obésité

Pour détecter l'obésité chez l'enfant, le médecin compare l'IMC de l'enfant avec l'IMC moyen d'enfants du même âge et du même sexe.

Chez ceux-ci de nombreux seuils ont été proposés, ce qui explique que les analyses de prévalence de l'obésité ne soient pas normalisées. Le manque d'unité est un sérieux obstacle pour la recherche et l'International Obesity Task Force (IOTF) a proposé d'adopter les mêmes seuils chez les enfants et chez l'adulte [5].

2) les limites de l'IMC [3] :

C'est une mesure très intéressante, facile à calculer, mais on doit l'interpréter avec prudence parce qu'elle comporte des limites. D'abord, on sait que l'IMC ne convient pas à tout le monde. A titre d'exemple, une personne qui a une masse musculaire, importante ; comme un joueur de football, pourrait être qualifiée d'obèse sans l'être vraiment. Mais sa principale limite est qu'elle ne permet pas d'évaluer avec précision le risque de maladie pour une personne en particulier. Il est prévu que plus l'IMC est élevé, plus le risque de maladie cardiovasculaires, de diabète et d'hypertension augmente.

Mais il arrive qu'une personne ayant un IMC plus grand que 30 ait un bilan de santé tout à fait normal. Pour diagnostiquer une obésité à risque, on doit, en plus de calculer l'IMC, mesurer le tour de taille de la personne et prendre en considération ses taux de lipide sanguins. Aujourd'hui, on sait que lorsque l'obésité se concentre dans l'abdomen, les impacts sur la santé sont importants. L'IMC donne des pistes, mais il faut pousser plus loin.

3) on peut également se servir de la mesure de tour de taille, aussi appelé tour de hanche.

Pour mesurer le tour de hanche : mesurer la longueur de tour de hanche avec un ruban au niveau le plus proéminant du ventre (souvent au niveau du nombril) et cela sans rentrer le ventre (être naturel en respirant normalement).

Voici les résultats de cette mesure :

Tableau II : Valeurs de tour de hanche

Tour de hanche	Femmes	Hommes
Idéal	Jusqu'à 80 cm	Jusqu'à 95 cm
Elevé	De 80 à 88 cm	De 95 à 103 cm
Trop élevé	Plus de 88 cm	Plus de 103 cm

La mesure de tour de hanche permet au médecin, en cas de valeurs élevées ou surtout trop élevée, de diagnostiquer éventuellement une maladie de plus en plus fréquente appelée : le syndrome métabolique : (mélange de maladies comme le diabète, l'hypertension, le cholestérol, l'obésité…).

1-5 LES DIFFERENTS TYPES ET CLASSIFICATIONS DE L'OBESITE [3]

Il n'existe pas une mais plusieurs formes d'obésité ! Car sous ce terme se cachent différentes définitions de la maladie qui ne traduisent pas les mêmes risques. Modérée, sévère, morbide… un seul outil pour les différencier : l'indice de masse corporelle.

L'obésité modérée: l'obésité est modérée lorsque l'IMC se situe entre 30 et 35.

L'obésité sévère : lorsque l'IMC franchit la barre des 35 mais reste sous celle des 40, on parle d'obésité sévère. Dans ce cas, les risques de développer des maladies du fait de son surpoids sont fortement augmentés.

L'obésité très sévère ou morbide ou massive : lorsque l'IMC dépasse 40, il s'agit d'une obésité morbide. Certains spécialistes distinguent même un stade supérieur, l'obésité massive avec un IMC au-delà de 50.

Tableau III : Classification de l'obésité

Classification	IMC (kg/m^2)
Valeur de référence	18,5-24,9
Surpoids	25-29,9
Obésité :	
Modérée	30-34,9
Sévère	35-39,9
Très sévère	≥ 40

Les formes d'obésité : un problème de répartition.

Indépendamment de l'IMC, les spécialistes distinguent deux formes d'obésité, selon le type de répartition de la masse grasse :

- **L'obésité androïde** : la masse grasse s'installe plutôt dans le haut du corps. Cette forme serait plus dangereuse pour la santé, entraînant plus facilement des problèmes d'hypertension, de diabète ou des troubles cardiovasculaires.

- **L'obésité gynoïde** : la masse grasse s'installe plutôt dans le bas du corps. Celle-ci aurait de retentissements sur la santé, entraînant principalement des problèmes articulaires ou des insuffisances veineuses. Elle est néanmoins plus difficile à vaincre que l'obésité androïde.

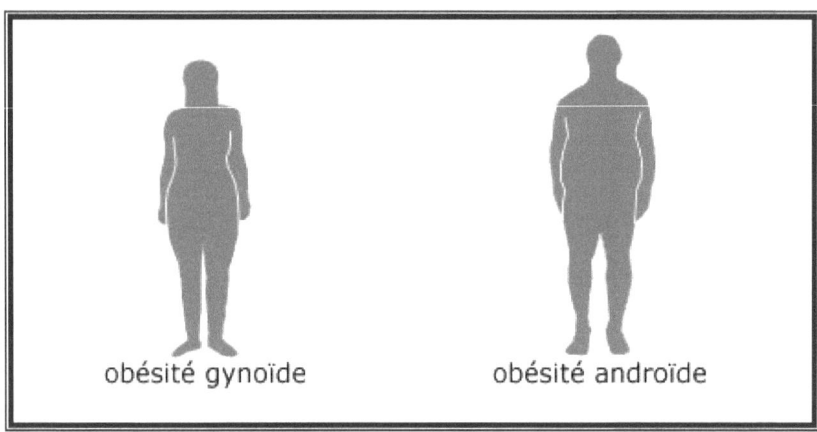

obésité gynoïde   obésité androïde

Figure N°1 : Les formes d'obésité

1-6 LES CONSEQUENCES DE L'OBESITE [3] :

1-6-1 Conséquences sur la santé :

L'obésité est un facteur de risque notable de plusieurs maladies chroniques.

> ➢ **Risque grandement accru :**

- De diabète de type 2 (90% des personnes atteintes de ce type de diabète ont un problème d'embonpoint ou d'obésité) ;

- De calculs biliaires et autres problèmes de vésicule ;

- De dyslipidémie (anomalie des taux de lipides dans le sang)

- d'essoufflement et de sueurs ;

- d'apnée de sommeil.

> ➢ **Risque modérément accru**

- De problèmes cardiovasculaires : troubles coronariens, accident vasculaires cérébraux, insuffisance cardiaque, arythmie ;

- D'arthrose du genou ;

- de goutte.

> **Risque légèrement accru** :

- De certains cancers : les cancers hormonodépendants (chez les femmes, le cancer de l'endomètre, du sein, de l'ovaire, du col de l'utérus ; chez l'homme, le cancer de la prostate) et les cancers liés au système digestif (cancer du côlon, de la vésicule biliaire, du pancréas, du foie, du rein) ;

- de baisse de fertilité, chez les deux sexes

- de démence, douleurs lombaires, phlébite et reflux gastro-œsophagien.

- de problèmes psychologiques : anxiété et dépression.

1-6-2 conséquences socio-économiques :

- Les coûts de soins de santé liés à l'obésité représentent actuellement environ 6% aux Etats-Unis. En outre, le handicap est de plus en plus associé à l'obésité, ainsi que l'augmentation de l'absentéisme au travail. L'obésité pèse réellement aux entreprises et à l'économie dans son ensemble.

- l'impact significatif sur les dépenses de santé personnelles.

L'obésité entraine des complications et des maladies qu'il faut soigner. Chaque famille augmente le budget consacré à la santé lorsqu'elle est touchée par l'épidémie d'obésité. Les dépenses ne sont pas seulement des coûts directs de soins (médecins, examens médicaux, des radiographiques et des tests de laboratoire), mais également de coûteux médicaments nécessaires au traitement de l'obésité et ses complications.

1-7 Prévention de l'obésité [3] :

L'obésité est difficile à traiter, ce qui explique que tant d'efforts soient investis en prévention. Si on ne peut pas agir sur notre bagage génétique, on peut modifier notre environnement et nos comportements.

Mesures préventives de base : la prévention de l'obésité peut commencer, en quelques sorte dès que l'on commence à s'alimenter. D'après les études, le risque d'obésité est étroitement lié au comportement alimentaire durant l'enfance. Déjà entre 7 mois et 11 mois, les nourrissons consommeraient 20% trop de calories par rapport à leurs besoins. Les enfants dont la courbe d'IMC atteint rapidement des valeurs élevées (« décrochage » de la courbe) doivent être pris en charge et des conseils de prévention doivent leur être donnés ainsi qu'à leur famille.

- *Alimentation* : consommer des produits amaigrissants et se soumettre à des régimes draconiens sans rien échanger à ses habitudes alimentaires n'est certes pas une bonne solution. Une alimentation saine devrait être varié et inclure des fruits et des légumes frais. Bien manger suppose de cuisiner ses propres plats, de remplacer certains ingrédients, de donner de la saveur aux aliments avec les herbes et les épices, d'apprivoiser de nouveaux modes de cuisson afin d'utiliser moins de gras, etc.

- *Activité physique* : l'activité physique est un élément essentiel pour maintenir un poids de santé. Elle se positionne en tête de liste des moyens de prévention de l'obésité. Chez l'enfant, il ne s'agit pas forcement de faire du sport mais d'augmenter l'activité physique « naturelle » : marche, mobilité, limité au besoin le temps de télévision. Chez l'adulte, on sait que l'entrainement d'endurance a une influence positive sur la destruction des graisses du tissu adipeux.

- ***Gestion du stress*** : diminuer les sources de stresse ou se trouver des outils pour mieux les gérer peut faire en sorte qu'on aura moins tendance à se calmer par la nourriture.

- ***Agir sur l'environnement*** : pour rendre l'environnement moins obésogène, donc faire en sorte que les choix santé soient plus faciles à faire, la participation de plusieurs acteurs sociaux est nécessaire.

Mesures pour prévenir l'aggravation :

Prendre le problème de poids aux sérieux et consulter un diététiste-nutritionniste ou un médecin.

Mesures pour prévenir les complications :

Souvent, une perte de poids de 5 à 10% suffit pour réduire le risque de maladie, donc contrôler sa glycémie, réguler sa tension artérielle et abaisser son taux de cholestérol.

II-PATIENTS ET METHODE

2-1 CADRE D'ETUDE

Notre étude a été réalisée au collège protestant de Lomé.

2-1-1 Présentation du collège

Le collège protestant de Lomé - Tokoin est une école confessionnelle, une institution de l'Eglise Evangélique Presbytérienne du Togo. Elle a ses racines dans l'œuvre scolaire initiée par la Société de Mission Evangélique d'Allemagne du Nord (Mission de Brême) puis maintenir et entretenue par la Société des Evangéliques de Paris (SMEP ou Mission de Paris).

Elle est créée en 1947 sous le nom du « Cours Complémentaire Evangélique » transformé en collège Protestant quatorze ans plus tard.

2-1-2 Situation géographique

L'école est située à Tokoin – ouest au lieu dit « Agbaxodome », une parcelle de terrain rural cédée à l'Eglise en 1953. Elle est à 3,5 Km de la plage et à 500 m du CHU – Tokoin.

2-1-3 Structure

L'établissement comporte aujourd'hui au moins 14 bâtiments identifiés par des lettres alphabétiques de A à Z dont plusieurs à étages. Il existe des terrains de jeu tels que : terrain de Basket-ball, terrain de Foot-ball , terrain de Handball, terrain de Volley-ball.

2.2- Matériel et méthodes

2.2.1- Type et période d'étude

Notre étude est une enquête transversale réalisée du 05 au 09 Mai 2008.

2.2.2- Matériel d'étude

Notre étude a porté sur les élèves du collège protestant de Lomé. Notre échantillon est constitué de 1224 élèves retenus sur les 1285 de l'enquête.

2.2.2.1- Critères d'inclusion

Ont été inclus dans notre étude :

➢ Les élèves présents au moment des mesures,

➢ Les élèves qui ont rempli correctement les éléments de la fiche.

2.2.2.2- Critères de non inclusion

Ont été exclus de notre étude :

➢ Les élèves absents pendant la période de l'enquête,

➢ Les élèves dont l'enregistrement de certains paramètres comme l'âge comporte une erreur,

➢ Les élèves dont la taille, le poids ou le sexe a été omis,

➢ Les élèves nés en Mai dont la machine n'a pas pu calculer l'âge pour des raisons que nous n'arrivons pas à expliquées.

2.2.3- Déroulement de l'étude

L'enquête a été effectuée par l'infirmière du collège et un médecin membre du comité des parents d'élèves.

2.2.3.1- Collecte des données

L'infirmière et le médecin se sont rendus tous deux dans les classes et ont distribué les fiches d'enquête aux élèves qui ont rempli les parties les concernant (nom et prénoms, date de naissance, classe).

Après avoir rempli, chaque élève est passé chez le médecin avec la fiche qu'il a vérifié, ensuite chez l'infirmière qui lui a pris le poids à l'aide d'une balance de marque SECA et la taille à l'aide d'une toise.

L'infirmière communique les chiffres au médecin qui les note sur la fiche. Le poids est noté en Kilogramme (Kg) et la taille en centimètre (cm).

(Confère la partie annexe pour la fiche d'enquête confectionnée pour l'étude).

2.2.3.2- les paramètres étudiés

> l'âge : l'âge des élèves est déterminé en faisant la soustraction de la date du travail (2008) de la date de naissance, ce résultat a été divisé par 365 jours. Nous avons retenu l'âge révolu.

> le sexe

> le poids

> la taille

> l'IMC : il a été calculé par la formule puis a été classé aux six (6) groupes classiques : $13,03 - 18,49$; $18,5 - 24,9$; $25 - 29,9$; $30 - 34,9$; $35 - 39,9$ et ≥ 40.

2.2.3.3 Analyse des données

Elle a été réalisée à l'aide du logiciel Epi-info 6.0.

Le Khi 2 a été utilisé pour comparer les pourcentages et le test de comparaison des moyennes pour comparer les valeurs quantitatives.

III-RESULTATS

3-1- POPULATION ETUDIEE

3-1-1 <u>Sexe</u>

Les 1224 élèves se répartissent en 587 garçons (48%) et 637 filles (52%) ; une légère prédominance féminine a été observée avec un sex-ratio de 0,9.

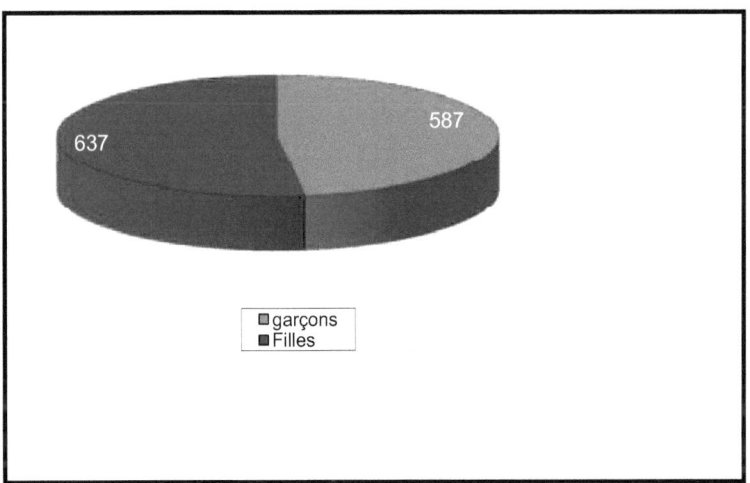

<u>Figure N° 2</u> : Répartition des élèves selon le sexe

3-1-2 Age

Tableau IV : **Répartition des élèves selon l'âge et le sexe**

Classes d'âge (ans)	Fille		Garçon		Total	
	Nombre	%	Nombre	%	Nombre	%
9 – 14	281	(22,0)	257	(21,1)	538	(44,0)
15 – 20	337	(27,5)	310	(25,3)	647	(52,9)
21 – 27	19	(1,5)	20	(1,6)	39	(3,1)
Total	**637**	**(52,0)**	**587**	**(48,0)**	**1224**	**(100,0)**

L'âge moyen des élèves étudiés a été de 14,36 ans.

L'âge moyen des filles a été de 14,98ans et celui des garçons a été 14,97 ans.

3-1-3 Niveau d'étude

Près des ¾ des élèves soit 540 élèves étaient du deuxième degré soit 44,1% et 684 du troisième degré soit 55,9%.

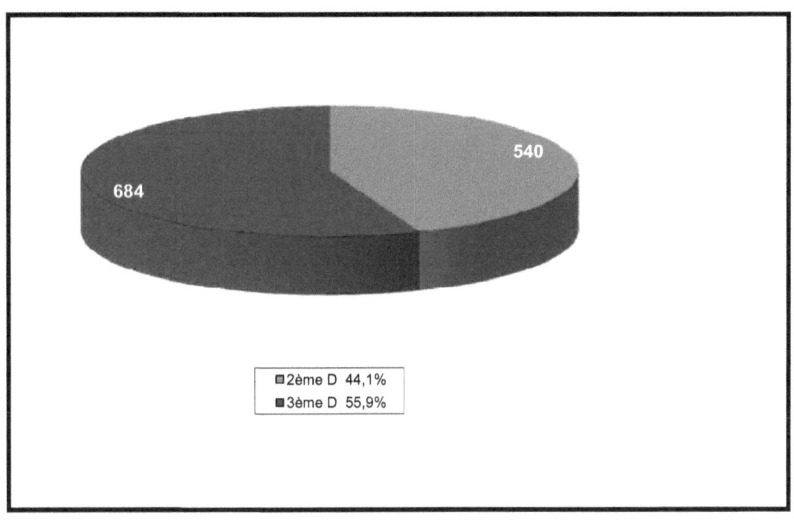

Figure N°3 : Répartition des élèves selon le niveau d'étude

3-1-3 -1 Niveau d'étude et âge

Tableau V : Répartition des élèves étudiés selon l'âge et le niveau d'étude

Classes d'âge (an)	Niveau d'étude					
	Deuxième degré		Troisième degré		TOTAL	
	Nombre	%	Nombre	%	Nombre	%
9 – 14	486	(39,7)	52	(4,2)	538	(43,9)
15 – 20	54	(4,4)	593	(48,5)	647	(52,9)
21 – 27	0	(0,0)	39	(3,2)	39	(3,2)
TOTAL	**540**	**(44,1)**	**684**	**(55,9)**	**1224**	**(100,0)**

La moyenne d'âge pour le deuxième degré a été de 12,49 ans avec un mode à 13 ans, le percentile 25 à 11 ans et le percentile 75 ans à 14 ans.

La moyenne d'âge pour le troisième degré a été de 16,88 ans avec un mode à 15 ans ; le percentile 25 à 15 ans et le percentile 75 à 18 ans.

3-1-3-2 **Niveau d'étude et le sexe**

Tableau VI : Répartition des élèves étudiés selon le degré d'étude et le sexe.

Degré d'étude	Sexe					
	Fille		Garçon		**TOTAL**	
	Nombre	(%)	Nombre	(%)	Nombre	(%)
Deuxième degré	272	(22,2)	268	(21,9)	540	44,1
Troisième degré	365	(29,8)	319	(26,1)	684	55,9
TOTAL	**637**	**(52,0)**	**590**	**(48,0)**	**1224**	**(100,0)**

Sur les 540 élèves qui étaient du deuxième degré, 272 ont été des filles et 268 des garçons.

Sur les 684 du troisième degré 365ont été des filles et 319 des garçons.

3-2 Données anthropométriques

3-2-1 Le poids

Le poids moyen des élèves a été de *54,3kg* avec un écart type de *12,9kg*.

La médiane a été de *54 kg*, le mode à *51 kg*. Il varie de *24* à *129kg*

Le poids moyen des filles a été de **53,9 kg** avec un écart type de **12,4 kg** ; la médiane a été de **53 kg** et un mode à **51 kg**. Le poids varie de **24** à **129 kg**.

Celui des garçons a été de **54,5 kg** avec un écart type de **13,5**, la médiane à **55 kg** et un mode à **56 kg**. Le poids varie de **26** à **110 kg**.

3-2-2 La taille

La taille moyenne a été de 161,3 cm avec un écart type 10,4. La médiane est à 161 cm, le mode à 160cm. Elle varie de 120 à 192 cm.

Pour les filles la taille moyenne a été de 158,4 avec un écart type de 7,5, la médiane est à 160 cm, le mode à 150 cm, le minimum à 128 cm et le maximum à 178 cm.

Pour les garçons, la moyenne à 164,4cm avec un écart type de 12,1. La médiane à 166 cm, le mode à 165 cm, le minimum à 120 cm et le maximum à 192 cm.

3-2-3 L'IMC

Tableau VII : Répartition des élèves selon l'IMC

IMC	Nombre	%
13,03-18,49	377	(30,8)
18,5-24,9	698	(57,0)
25-29,9	112	(9,1)
30-34,9	29	(2,4)
35-39,9	6	(0,5)
≥ 40	2	(0,2)
Total	**1224**	**(100,0)**

L'IMC moyen a été 20,7. Le percentile 25 à 18 et le percentile 75 à 22,6. Le mode à 19,5 avec un minimum à 13 et un maximum à 47,4. Par ailleurs :

-112 élèves (9,1%) ont eu un IMC supérieur à 25 et inférieur à 30 , ils sont en surpoids.

-37 élèves (3,1%) ont eu un IMC ≥ 30 : ils sont obèses.

-377 élèves (30,8%) ont été de petit poids.

-698 élèves (57,0%) ont été de poids normal.

3-3   Etude de l'obésité

Sur les 1224 élèves étudiés 112 élèves (9,2%) ont été en surpoids et 37 élèves (3,1%) ont été obèses.

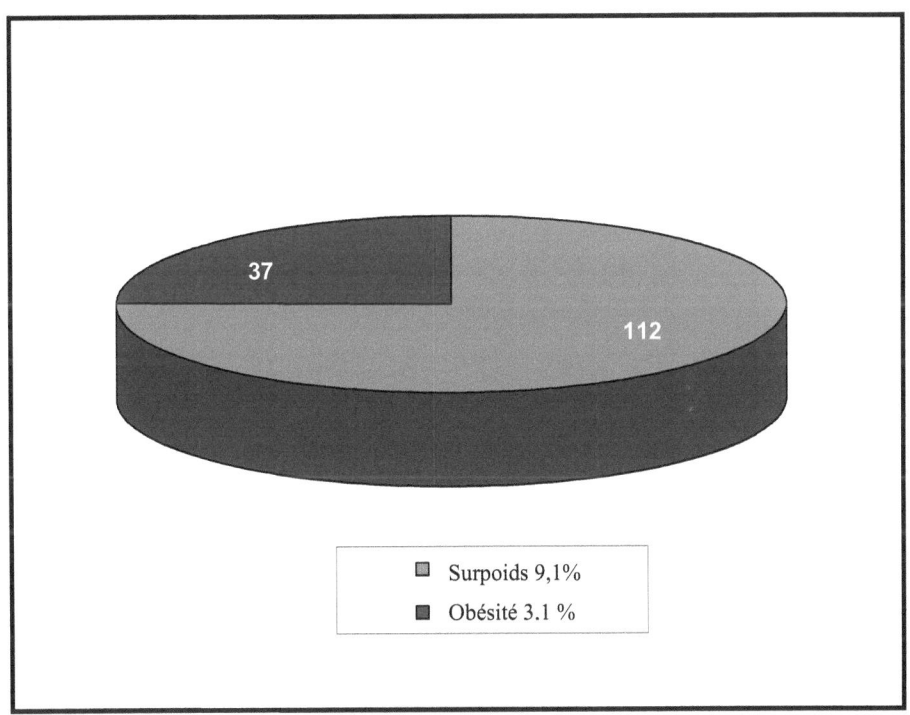

Figure N°4 : Répartition des élèves selon le surpoids et L'obésité

3-3-1 Obésité et âge

Tableau VIII : Répartition des élèves obèses étudiés selon l'âge

Classes d'âge (ans)	Surpoids		Obésité		Total	
	Nombre	%	Nombre	%	Nombre	%
9-14	45	(3,7)	12	(1,0)	57	(4,7)
15-20	63	(5,1)	23	(1,9)	86	(7,0)
21-27	4	(0,3)	2	(0,2)	6	(0,5)
Total	**112**	**(9,1)**	**37**	**(3,1)**	**149**	**(12,2)**

La proportion de surpoids (obésité incluse) a été de 12,2%.La majorité des élèves en surpoids et obèses se retrouvent dans la tranche d'âge de 15-20 ans (7,0%).

3-3-2 Obésité et sexe

Tableau IX: Répartition des élèves obèses étudiés selon le sexe

Sexe	Surpoids		Obésité		TOTAL	
	Nombre	%	Nombre	%	Nombre	%
F	72	(5,9)	28	(2,4)	100	(8,3)
M	40	(3,2)	9	(0,7)	49	(3,9)
TOTAL	**112**	**(9,1)**	**37**	**(3,1)**	**147**	**(12,2)**

La majorité des élèves en surpoids et obésité ont été des filles soit 100 (8,3 %) avec un sex-ratio de 0,5 (deux filles pour un garçon).

3-3-3 Obésité et niveau d'étude

<u>Tableau X</u> : **Répartition des élèves étudiés selon l'obésité et le niveau d'étude**

Degré d'étude	Surpoids		Obésité		**TOTAL**	
	Nombre	%	Nombre	%	Nombre	%
Deuxième degré	46	(3,7)	10	(0,9)	56	(4,6)
Troisième degré	66	(5,4)	27	(2,2)	93	(7,6)
TOTAL	**112**	**(9,1)**	**37**	**(3,1)**	**147**	**(12,2)**

Il y a plus d'élèves en surpoids et en obésité (7,6 %) au troisième degré qu'au deuxième degré (4,6 %).

3-3-4 Etude des différents types d'obésité

Tableau XI : Répartition des élèves étudiés selon les différents types d'obésité

Types d'obésité	Nombre	%
Obésité modérée	29	(2,4)
Obésité Sévère	6	(0,5)
Obésité très sévère	2	(0,2)
Non obèse	1187	(96,9)
TOTAL	**1224**	**(100,0)**

La majorité des élèves obèses ont une obésité modérée soit (2,4 %).

3-3-4-1 Les différents types d'obésité et âge

<u>Tableau XII</u> : Répartition des élèves étudiés selon les différents types d'obésité et l'âge

Classes d'âge (an)	Obésités							
	Modérée		Sévère		Très sévère		**TOTAL**	
	Nombre	%	Nombre	%	Nombre	%	Nombre	%
9-14	9	(0,7)	3	(0,2)	0	(0,0)	12	(1,0)
15-20	19	(1,6)	2	(0,2)	2	(0,2)	23	(1,9)
21-27	1	(0,1)	1	(0,1)	0	(0,0)	2	(0,2)
Total	**29**	**(2,4)**	**6**	**(0,5)**	**2**	**(0,2)**	**37**	**(3,1)**

Les différents types d'obésité se sont rencontrés plus dans la tranche d'âge 15-20 soit 1,9 %, suivis de la tranche 9-14 ans soit 1,0 %.

3-3-4-2 Les différents types d'obésité et le sexe

<u>Tableau XIII</u> : **Répartition des élèves étudiés selon les différents types d'obésité et le sexe**

Sexe	Obésités							
	Modérée		Sévère		Très sévère		**TOTAL**	
	Nombre	**%**	**Nombre**	**%**	**Nombre**	**%**	**Nombre**	**%**
F	23	(1,9)	3	(0,25)	2	(0,2)	28	(2,35)
M	6	(0,5)	3	(0,25)	0	(0,0)	9	(0,75)
Total	**29**	**(2,4)**	**6**	**(0,5)**	**2**	**(0,2)**	**37**	**(3,1)**

Il y a plus de filles en obésité modérée, sévère et très sévère que de garçons soit 2,35 % contre 0,75 % chez les garçons.

3-3-4-3 Les différents types d'obésité et le niveau d'étude

Tableau XIV : Répartition des élèves étudiés selon les différents types d'obésité et le niveau d'étude

Degré d'étude	Obésités							
	Modérée		Sévère		Très sévère		**TOTAL**	
	Nombre	**%**	**Nombre**	**%**	**Nombre**	**%**	**Nombre**	**%**
Deuxième degré	7	(0,6)	3	(0,25)	0	(0,0)	10	(0,85)
Troisième degré	22	(1,8)	3	(0,25)	2	(0,1)	27	(2,25)
Total	**29**	**(2,4)**	**6**	**(0,5)**	**2**	**(0,1)**	**37**	**(3,1)**

Les différents types d'obésité se sont rencontrés plus au troisième degré qu'au deuxième degré soit 2,25 % contre 0,85 %.

IV-DISCUSSIONS

4-1 METHODOLOGIE

Cette étude a été réalisée préférentiellement au collège protestant de Lomé où le niveau socio-économique des parents des élèves va du moyen à élevé. En témoignent les frais de scolarité annuels par élève de 150 € contre 7 € pour les élèves des collèges publics suivant les mêmes programmes officiels; le SMIG au Togo étant de 46 € environ. Mais une seule école n'est pas représentative à l'échelle de la ville voire de tout le pays.

La population des dix à 20 ans de la commune de Lomé était estimée à 423525 habitants en 2008 [4]. L'échantillon de cette enquête, 1224 élèves, y représentait 0,28%. Cet effectif était infime par rapport au nombre de jeunes de Lomé (élèves et apprentis en général). Sur le plan national cet effectif était encore très minime mais restait un indicateur vu l'importance du problème qu'est l'obésité. Li et al [5] ont décrit la prévalence de l'obésité sur un échantillon de 1804 adolescents ce qui n'était pas très éloigné du nôtre.

Tous les 1285 élèves n'ont pas été recrutés en raison de l'absence de 30 d'entre eux les jours de l'enquête et de 31 autres non inclus en raison des erreurs de remplissage de leur fiche d'enquête. Des erreurs qui se sont portées surtout sur la date de naissance, le sexe et le nom, erreurs qui n'ont pas pu être corrigées par les élèves avant la fin de l'enquête.

4-2 RESULTATS

4-2-1 Age

L'âge moyen des élèves étudiés a été de 14,36 ans et varie de 9 ans à 27 ans. Sur les 1224 élèves étudiés, 57 élèves en surpoids (obésité incluse) appartiennent à la tranche d'âge de 9 – 14 ans soit 4,7% et 86 élèves à la tranche d'âge de 15 – 20 ans soit 7,1%.

La proportion d'élèves en surpoids (obésité incluse) dans la tranche d'âge de 9-14 ans n'est pas significativement différente à celle dans la tranche d'âge de 15 – 20 ans. Cela s'explique par la forte représentation des élèves dans ces tranches d'âge.

Maddah en 2007 a trouvé une élévation du taux de l'excès pondéral (obésité et surpoids) de 28,2% dans la tranche d'âge de 14–17 ans dans une enquête en milieu scolaire en Iran sur une population de 1054 personnes [6].

Cette situation s'expliquerait par l'influence de la puberté sur le développement staturo-pondéral.

4-2-2 Sexe

Nous avons observé dans cette série que 100 filles soit 8,3 % étaient en surpoids (obésité incluse) contre 49 garçons soit 4,0 %. Nous avons une prédominance féminine non statistiquement significative avec p inférieur à 10^{-5}.

Près de 5,9 % et 2,4 % des filles ont été respectivement en surpoids et obésité contre 3,3 % et 0,7 % des garçons. Cette prédominance féminine est statistiquement significative avec $p = 3,4.10^{-3}$.

Les résultats se rapprochaient de ceux de Yé et al [7] avec une prédominance féminine de l'excès pondéral statistiquement significative (p inférieur à 10^{-3}) 10 ans plus tôt (1998).

Cette prédominance féminine s'expliquerait par la forte représentation féminine dans le collège. Li et al [4] ont décrit une prédominance masculine avec 20,2% contre 14,4% pour les filles. Monyeki et al [8] en 2008 ont décrit une forte prévalence du surpoids chez les filles que chez les garçons sur une population âgée de 9,1 à 14,9 ans. Pour Maddah et al en 2010 [9] en Iran, sur 2577 filles âgées de 12 à 17 ans des écoles urbaines, 18,6% étaient en surpoids et 5,9% en obésité. Maddah en 2007 [6] concluait son article en disant que le surpoids ou l'obésité étaient plus fréquents chez les filles à faible revenu par rapport aux filles à revenu plus élevé. Cette constatation est significative avec p inférieur à 10^{-3}.

Ben Amara et al [10] en Tunisie ont décrit une prédominance de l'IMC chez les filles (17,31±3,52 kg/m²) contre 16,63±2,58 kg/m² pour les garçons avec une précocité chez les filles (10 ans) contre 13-14 ans pour les garçons à propos de 3885 enfants et adolescents.

Cependant, d'autres auteurs trouvent plutôt une prédominance masculine c'est le cas de Souames et al [11] qui ont rapporté une prédominance masculine de 10,0% des garçons contre 7,7% des filles qui étaient en surpoids ; 11,7% des garçons contre 5,5% des filles qui sont obèses au terme d'une enquête menée auprès de 1507 collégiens dans le département des Hauts-de-Seine en France en 2005.

4-2-3 Niveau d'étude

Nous avons observé dans notre étude 3,8 % de surpoids et 0,9 % d'obèses au deuxième degré, 5,4 % de surpoids et 2,2 % d'obèses au troisième degré. Il y a donc plus d'élèves en surpoids et obésité au troisième degré.

Guignon et al. [12] à travers des enquêtes triennales en milieu scolaire révèlent une prévalence de 12,4% de surpoids et 4,3% d'obésité chez les 7229 adolescents scolarisés en classe de troisième (deuxième degré) en France métropolitaine en 2003-2004.

4-2-4 Différents types d'obésité

Nous avons obtenu dans notre série :

➢ une obésité modérée de 2,4%,

➢ une obésité sévère de 0,5%,

➢ une obésité très sévère de 0,2%.

L'obésité modérée est alors la plus retrouvée dans notre étude et ceci dans la tranche d'âge de 15 – 20 ans avec une prédominance féminine.

Six (6) élèves soit 0,5% ont une obésité sévère. Autant de filles que de garçons sont atteints de telle obésité. Ceci intéresse plus la tranche d'âge de 9 – 14 ans.

Deux (2) élèves uniquement filles soit 0,2% souffrent d'une obésité très sévère dans la tranche d'âge de 15 - 20 ans.

En outre, ces différents types d'obésité se rencontrent plus au troisième degré qu'au deuxième degré.

4-2-5 Prévalence de l'obésité selon le niveau socio-économique

Tableau XV : Comparaison avec les autres auteurs à propos de la prévalence de l'obésité en milieu scolaire

Auteurs, pays, années	(%)
Ye [7] Burkina Faso 2003	0,27
Souames [11] France en 2005	17,2
Guignon [12] France 2004	14,3
Notre série Togo Mai 2008	**3,1**

Il ressort de ce tableau que la prévalence de l'obésité en milieu scolaire est très élevée dans les pays développés. Cela s'expliquerait par le fait que l'obésité soit l'apanage des sociétés industrialisées riches [2].

Pour Aounallah et al [13] en Tunisie, la prévalence du surpoids était plus importante en ville qu'au village. Ainsi pour lui, chez les garçons, 21,7% des cas de surpoids ont été retrouvés en ville contre 10,4% au village et pour les filles 21,7% en ville et 19,2% au village. Les élèves du collège protestant sont supposés à niveau socio-économique moyen ou élevé, il faudra qu'une enquête soit faite dans les collèges publics pour comparer les résultats. Un niveau socio-économique élevé est aussi un facteur de risque d'obésité dans les pays pauvres comme le Brésil et dans les pays en voie de développement comme la Thaïlande ou la Chine (ANAES 2003 [14]). Un niveau socio-économique bas est généralement un facteur de risque d'obésité dans les pays développés, entre autres à cause de l'augmentation de la disponibilité des aliments riches en graisses et sucres raffinés et du manque d'accès à des choix alimentaires sains, particulièrement aux fruits et aux légumes (Krebs [15], CTF [16], Power [17], Bergmann [18]). La vie en milieu rural semble être un facteur de protection contre l'obésité dans les pays pauvres et en transition nutritionnelle. Selon les pays, l'influence du lieu de résidence (urbain versus rural) sur le risque d'obésité chez l'enfant varie (ANAES 2003 [14]). L'absence d'implication affective et éducative parentale dans l'enfance semblerait également prédisposer au risque d'obésité (Krebs [15], ANAES 2003 [14], Power [17]). Nous n'avons pas pu documenter les causes réelles de ces obésités ni les conséquences qu'elles occasionnent au sein de la population scolaire.

V-CONCLUSION ET SUGGESTIONS

5-1 CONCLUSION

Avec un effectif de 1224 élèves âgés de 9 à 27 ans, la prévalence de l'obésité et du surpoids au collège Protestant de Lomé était de 3,1%, et de 9,2% respectivement. Une prédominance féminine avec une sex-ratio de 0,5 a été notée. La tranche d'âge la plus touchée par l'excès pondéral (l'obésité incluse) est celle de 15-20 ans. La prévalence de l'obésité n'est pas à négliger dans le collège et les moyens préventifs devraient être mis en route pour prévenir les conséquences.

5-2 SUGGESTIONS

5-2-1 A l'endroit des parents

- ➤ Eduquer les enfants à éviter de prendre les repas gras pendant les récréations.

- ➤ Conseiller de manger équilibré surtout moins gras.

- ➤ Eduquer les élèves non loin de leur école à s'y rendre à pieds et à éviter de prendre chaque fois des motos taxis.

- ➤ Limiter le temps des élèves devant la télévision lorsqu'ils se retrouvent à la maison et les inciter à bouger beaucoup.

- ➤ Se désaltérer avec de l'eau qui est une boisson idéale. La consommation du jus de fruit, même naturel, devrait se limiter à un verre par jour.

5-2-2 A l'endroit du personnel de santé

- ➤ Calculer l'IMC pour tout patient suspect et commencer la prise en charge de l'excès pondéral même s'il ne constitue pas un motif de consultation.

- ➤ Donner des conseils aux patients sur les moyens préventifs de l'obésité en insistant surtout sur l'activité physique et la gestion de l'alimentation.

5-2-3 A l'endroit des autorités

➢ Implanter des politiques alimentaires dans les milieux scolaires en créant un comité de surveillance des nourritures des élèves pendant les récréations afin de permettre de manger moins gras.

➢ Commencer par parler sur l'obésité dans les écoles comme cela se fait pour d'autres maladies notamment le SIDA.

➢ Modifier l'environnement physique et social pour favoriser un mode de vie plus actif. Par exemple décréter une journée nationale de sport.

➢ Considérer au même titre l'obésité comme les autres maladies épidémiques.

➢ Dynamiser l'activité physique et sportive dans les écoles.

➢ Encourager la recherche sur l'obésité.

VI-REFERENCES BIBLIOGRAPHIQUES

6. Références bibliographiques :

1. De Peretti C. Surpoids et obésité chez les adolescents scolarisés en classe de troisième. *Etudes et résultats,* N°283, 2004. DREES.

2. Gross R, Brammli-Greenberg S, Gordon B, Rabinowitz J, Afek A. Population-based trends in male adolescent obesity in Israel 1967-2003. . *J Adolesc Health.* 2009 Feb; 44(2):195-8.

3. Delpeuch F, Maire B. Obésité et développement des pays du sud. *Med trop* 1997 ; 57 :380-388.

4. Direction nationale de la comptabilité et de la statistique. Ministère des finances et de l'économie, 2009, Lomé, Togo.

5. Li M, Yan H, Dibley MJ, Sibbritt D. Prevalence of overweight and obesity and its associated risk factors in students aged 11-17 in Xi'an in 2004. *Zhongguo Yi Xue Ke Xue Yuan Xue Bao.* 2006 Apr; 28(2):234-9.

6. Maddah M. Overweight and obesity among Iranian female adolescents in Rasht: more overweight in the lower social group. *Public Health Nutr.* 2007 May;10(5):450-3.

7. Yé D, Drabo YJ, Ouedraogo D, Sawadogo A : Profil pondéral en milieu scolaire à Ouagadougou au Burkina-Faso. Arch pediatr 2003. Jul; 10(7): 652-3

8. Monyeki KD, Monyeki MA, Brits SJ, Kemper HC, Makgae PJ. Development and tracking of body mass index from preschool age into adolescence in rural South Africa children: Elliras Longitudinal Growth and Health Study. *J Health Popul Nutr.* 2008 (4): 405-17.

9. Maddah M, Nikooyeh B. Obesity among Iranian adolescent girls: location of residence and parental obesity. .*J Health Popul Nutr.* 2010 Feb; 28(1):61-6.

10. Ben Amara H, Jelidi J, Bouguerra R, Ben Rayana C, El Atti J, Achour A et al. Tunisian children reference for body mass index and prevalence of obesity. *Tunis Med.* 2008 Oct; 86(10):906-11.

11. Souames M. Surpoids et régime alimentaire chez l'adolescent. Etude dans les collèges du département des Hauts -de- Seine en France; 2005.

12. Guignon N, Niel X. La santé des adolescents scolarisés en classe de troisième en 2003 – 2004. Premiers résultats, *Etudes et résultats*, N° 573, mai 2007, DREES.

13. Aounallah-Skhiri H, Romdhane HB, Traissac P, Eymard-Duvernay S, Delpeuch F, Achour N et al. Nutritional status of Tunisian adolescents: associated gender, environmental and socio-economic factors. *Public Health Nutr.* 2008 Dec;11(12):1306-17.

14. Agence Nationale d'Accréditation et d'Évaluation en Santé (ANAES), Service des recommandations professionnelles. Prise en charge de l'obésité de l'enfant et de l'adolescent. Septembre 2003. http://www.anaes.fr

15. Krebs NF, Jacobson MS. American Academy of Pediatrics. Prevention of pediatric overweight and obesity. *Pediatrics* 2003; 112 (2): 424-30.

16. Canadian Task Force (CTF) on Preventive Health Care. Screening for childhood obesity. 1994, Update 2003. http://www.ctfphc.org.

17. Power C, Parsons T. Nutritional and other influences in childhood as predictors of adult obesity. *Proceedings of the Nutrition Society* 2000; 59 (2) : 267-72.

18. Bergmann KE, Bergmann RL, Von Kries. Early determinants of childhood overweight and adiposity in a birth cohort study: role of breastfeeding. *Int J of Obesity* 2003; 27 (2): 162-72.

➢ **Résumé**

Objectif. —Déterminer la prévalence de l'obésité en milieu scolaire urbain au Togo.

Méthodologie. —Enquête transversale effectuée du 5 au 9 mai 2008 au collège protestant de Lomé (Togo).

Résultats. —La prévalence de l'obésité chez les élèves était de 1,72 % celle du surpoids de 2,86 %. La prédominance féminine est statistiquement significative. Les élèves âgés de 15 ans et 16 ans étaient les plus touchés par l'excès pondéral (l'obésité incluse).

Conclusion. —L'obésité est un problème non seulement des sociétés riches mais aussi des pays en voie de développement et constitue un problème de santé non négligeable pour lequel des moyens de lutte doivent être déployés.

Mots-clefs : obésité, école, Togo.

ANNEXE

<u>FICHE D'ENQUETE</u>

Nom……………………….. Prénoms …………………

Date de naissance …………………………………………….

Sexe ………

Classe …………………………………………………

Taille …………………………………………………….

Poids …………………………………………………….

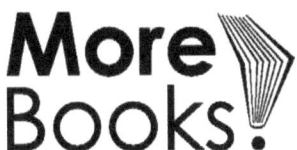
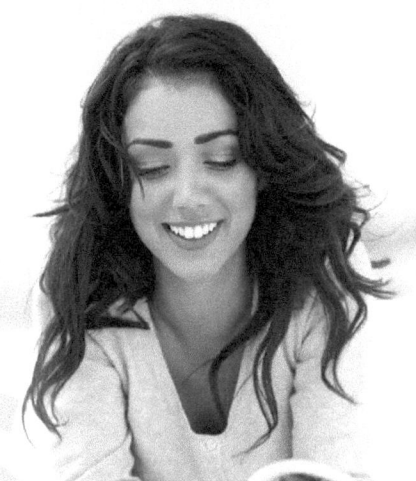
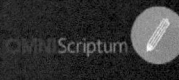

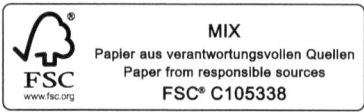